UN MOT

SUR

L'ÉTIOLOGIE DE LA MORVE

ET DU FARCIN

Par R. F. BAILLIF

Vétérinaire à l'escadron du train de la garde impériale ; membre correspondant de la
Société impériale et centrale d'Agriculture ; de la Société impériale
et centrale de Médecine vétérinaire ; de la Société
Industrielle et Agricole d'Angers, etc.

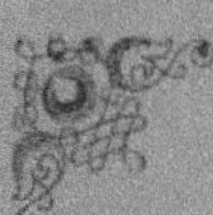

> Connaît-on les causes de la morve
> et du farcin ? Oui. — Peut-on les sup-
> primer ? Oui. — On peut donc faire
> disparaître ces maladies.

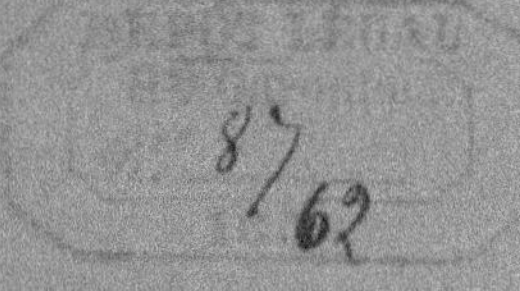

TOULOUSE

IMPRIMERIE JEAN PRADEL ET BLANC

PLACE DE LA TRINITÉ, 42.

—

1862

UN MOT

SUR

L'ÉTIOLOGIE DE LA MORVE

ET DU FARCIN

Par R. F. BAILLIF

Vétérinaire à l'escadron du train de la garde impériale ; membre correspondant de la
Société impériale et centrale d'Agriculture ; de la Société impériale
et centrale de Médecine vétérinaire ; de la Société
Industrielle et Agricole d'Angers, etc.

> Connaît-on les causes de la morve
> et du farcin ? Oui. — Peut-on les sup-
> primer ? Oui. — On peut donc faire
> disparaître ces maladies.

TOULOUSE

IMPRIMERIE JEAN PRADEL ET BLANC,

PLACE DE LA TRINITÉ, 12.

—

1862

UN MOT SUR L'ÉTIOLOGIE DE LA MORVE

ET DU FARCIN

Connait-on les causes de la morve ou du farcin ? — Oui.

Peut-on les supprimer ? — Oui.

On peut donc faire disparaître ces maladies.

Il y a six mois bientôt, quand je demandais la parole devant la Société impériale et centrale de Médecine vétérinaire, pour résoudre ces trois propositions, la grande question de la morve et du farcin n'en était point où elle est aujourd'hui.

La curabilité et l'anatomie pathologique de ces maladies occupaient seules, depuis trop longtemps, la savante compagnie. Un excellent Mémoire de M. Laisné n'avait point paru (1). L'Académie de Médecine n'était point entrée dans ses savantes discussions et les mille voix de la presse ne s'étaient point fait entendre.

Au point où en sont les choses, après les hommes éminents qui ont parlé, il pourra paraître étrange que nous essayions de revenir sur ce sujet. Cependant, un des principaux côtés de la question, — *l'étiologie,* — celui pour lequel nous avions demandé la parole, n'ayant pas été, à notre sens, suffisamment éclairé, nous croyons bon de donner ici le résumé sommaire du travail que nous voulions présenter alors à la Société vétérinaire.

(1) *Mémoires de la Commission d'hygiène hippique,* année 1861.

*L'interprétation des causes de l'affection farcino-mor-
veuse, leur mode d'action, la part qu'il faut attribuer à
chacune d'elles, tels sont les points sur lesquels je vais
revenir en quelques mots.*

Désirant être bref, je ne ferai point, comme je l'avais
pensé d'abord, l'historique des auteurs qui se sont occupés
de ce sujet.

Ce n'est pas d'aujourd'hui seulement que notre attention
est portée de ce côté. Depuis que nous appartenons à l'armée, et il y a longtemps déjà, nous avons été frappé des
pertes énormes qu'occasionnent à l'État ces terribles maladies, et dès-lors la recherche des moyens propres à les faire
disparaître a été l'objet constant de nos études.

Deux moyens s'offraient à nous : les moyens curatifs et
les moyens préservatifs; mais les graves lésions trouvées
aux autopsies nous firent bien vite abandonner les premiers. — Il nous a toujours paru plus facile de prévenir que
d'avoir à combattre.

En 1854, après plusieurs années de recherches, je me
crus assez bien fixé sur ces points délicats de pathogénésie,
pour en faire l'objet d'un Mémoire que j'adressai au Ministre
de la guerre, et dans lequel j'assurai qu'en suivant les principes et en évitant les causes par moi indiquées, dans dix
ans la morve et le farcin seraient à peu près inconnus sur
les chevaux de l'armée.

Dans le but de faire mieux sentir l'importance de ces
causes, je les avais formulées ainsi qu'il suit en tête de
mon Mémoire :

« Si l'on veut que la morve et le farcin disparaissent des régiments, on doit en éloigner au plus vite le régime vert, le régime blanc, *la diète* et *la flamme*, qui en sont bien souvent les causes prédisposantes; puis encore il faut, avant tout, *supprimer les arrêts de transpiration, éviter la contagion, aérer convenablement les écuries*, donner plus d'exercice et le bien régler. »

En formulant ces causes, nous suivions simplement le fameux aphorisme d'Hippocrate : *Sublata causa, tollitur effectus*, — aphorisme que nous n'oublions jamais, toutes les fois que nous nous livrons à l'étude de quelque maladie.

Chose singulière ! la principale cause, — l'épuisement par l'excès de travail, — signalée avec tant d'instance dans ces derniers temps, n'avait pas attiré notre attention. D'où vient cela? C'est que sans doute j'observais sur un autre théâtre, et que cette grande cause n'a pas probablement, non plus, la part d'influence qu'on lui a prêtée. En effet, les chevaux de l'armée, objet de nos études, bien que rarement soumis à un excès de travail et à de mauvais aliments mêmes, en sont atteints aussi bien que les autres, et peut-être plus. Il y a donc là d'autres causes, dont une très puissante, à notre sens, n'a pas été signalée, et l'autre, la principale, celle qui les domine toutes par sa haute importance (celle qui, je crois, produit le virus morveux), a été à peine effleurée, ou n'a été que vaguement indiquée. Aussi, les personnes qui ont traité de l'étiologie de ces affections, n'ont-elles pas été comprises par certains membres de l'Académie, comptant parmi les plus autorisés.

Au point de vue de l'armée, celui auquel principalement je me place, il conviendrait peut-être, pour avoir une idée à peu près nette sur l'influence qu'il faut attribuer à chaque cause, de prendre le cheval de troupe au dépôt de remonte, et de le suivre jusqu'à ce qu'il soit morveux, farcineux ou réformé.

Mais ne voulant pas traiter la question en grand, je passerai brièvement sur les causes occasionnelles ou prédisposantes, et je m'arrêterai seulement aux causes que je considère comme principales, c'est-à-dire, aux *méthodes de traitement* et aux *arrêts de transpiration*.

Donc, pour bien comprendre la pathogénésie de ces affections, il convient d'établir deux ordres de causes : les unes prédisposantes ou occasionnelles et les autres déterminantes.

Parmi les premières, je range surtout, pour les chevaux de l'armée, toutes ces causes banales généralement admises et dont je vais chercher à déterminer la part d'influence qu'elles peuvent avoir dans la production du virus morveux, ou plutôt dans celle de certaines aptitudes constitutionnelles propres à favoriser le développement de la maladie.

Et d'abord, je crois pouvoir affirmer que l'excès de travail, non plus qu'une mauvaise alimentation, tant sous le rapport de la quantité que sous celui de la qualité, ne peuvent jamais engendrer le virus morveux. Elles ne peuvent que prédisposer, comme elles prédisposent à toute autre maladie.

Et la preuve, c'est que les chevaux de l'armée, qui sont rarement soumis aux excès de travail, au manque de nourriture et aux mauvais aliments, sont atteints comme les autres. Tandis que les chevaux des campagnes qui y sont exposés, sont très rarement affectés de la morve. Nous expliquerons du reste tout-à-l'heure pourquoi cette différence.

On peut en dire presqu'autant des mauvais casernements et de l'aération vicieuse des écuries. Causes affaiblissantes sans doute, mais qui ne doivent être considérées encore que comme causes prédisposantes, ayant une certaine importance, ce n'est pas douteux, mais non celle qu'on lui a prêtée.

Une preuve entre autres, c'est que dans le quartier Marbeuf, qui était autrefois considéré comme un foyer de morve et de farcin, on ne voit plus de ces maladies, bien que le casernement n'ait pas changé, et que les écuries, au contraire, y soient peut-être plus mauvaises qu'autrefois; car partout elles se dégradent; tandis que les chevaux des campagnes encore, entassés bien souvent dans des écuries malsaines, mal aérées, entourées de fumiers, etc., n'en sont pas pour cela atteints (1).

L'abâtardissement des races, le trop jeune âge, le mauvais choix des chevaux et leur classement par arme, souvent mal fait, doivent encore être considérés comme des causes pré-

---

(1) Puisque nous en sommes aux écuries, disons, en passant, qu'il serait peut-être bon qu'on les fît de petite contenance. Pouvant loger un peloton seulement, les chevaux y seraient mieux, je crois, que dans des grandes.

disposantes, comme des aptitudes naturelles favorisant le développement du mal, et pas autre chose.

Cela est si vrai, que les bons chevaux contractent tout aussi facilement la maladie que les autres, et peut-être plus. En effet, dans les régiments, ce sont les chevaux ardents, irascibles, bien trempés, qui tombent morveux. Pour qui se rend compte de la valeur des agents pathogéniques, cela n'a rien qui doive surprendre et se conçoit très bien. Ces animaux s'animant facilement, entrent ainsi très vite en transpiration, sont par cela même plus exposés aux répercussions excrémentitielles, causes efficientes du mal, selon nous.

Les affections catarrhales anciennes (gourmes, bronchites, angines, rhinites, etc.) doivent aussi être considérées comme des maladies prédisposantes spéciales, qui, dans un moment donné, par suite de quelque arrêt de transpiration, surtout sous certaines influences de l'économie, peuvent produire le virus farcino-morveux. Dans ces cas, il y a faiblesse plus ou moins grande et prédominance peut-être aussi des éléments séreux, albumineux et fibrino-albumineux, c'est-à-dire des éléments coagulables du sang. Par suite de cet état, les sueurs sont encore plus faciles et conséquemment les répercussions plus fréquentes, et cela en exigeant même un léger travail des animaux.

La mise au vert est encore une cause prédisposante assez puissante, pour les chevaux de l'armée surtout. En les changeant ainsi de régime, on les remet en quelque sorte dans l'état où ils étaient à leur arrivée dans les dépôts, au lieu de les tenir engrainés et prêts à marcher aux premiers ordres.

Je ne fais que signaler cette cause dont on n'a pas parlé, sans faire ressortir, comme il conviendrait peut-être, l'effet que produit un vert plus ou moins aqueux, par un état atmosphérique plus ou moins inconstant, et dans un moment où les fonctions de la peau jouent un rôle si important dans l'économie.

Vient enfin une dernière cause plus puissante que les autres, qu'on a à peine indiquée. Ce sont des méthodes de traitement dont je veux parler. J'ai la conviction intime qu'elles ont une part d'influence bien autrement grande que les mauvais casernements, l'aération vicieuse des écuries, les mauvais choix des chevaux, etc., etc.

Les saignées faites à tort et à travers, les barbottages trop longtemps prolongés dans les maladies, un trop long séjour des chevaux dans les infirmeries, ou un travail même léger lorsque les animaux sont sous l'influence maladive, la mise au vert, enfin, voilà les causes prédisposantes les plus puissante selon nous. Mais encore faut-il ne pas confondre les *prédisposantes naturelles* avec les *occasionnelles prédisposantes*, car ces dernières peuvent, dans un moment donné, agir comme déterminantes.

Et à ce sujet, je demande la permission de raconter un entretien que j'ai eu en 1853 avec le lieutenant-colonel du 10ᵐᵉ de dragons, M. Pierson, sur une observation que je lui faisais, que peut-être il serait curieux de s'assurer si depuis qu'on suivait la doctrine thérapeutique de Broussais, la morve et le farcin n'étaient pas devenus plus fréquents? Il me répondit qu'en effet, de 1816 à 1820, époque à laquelle il se trouvait comme maréchal-des-logis chef dans la jeune garde des chasseurs de l'Isère, il n'avait pas, ou n'avait que très peu vu de ces maladies; que de 1820 à 1830, entré dans la garde-royale, il n'y avait eu également que des cas fort rares de morve et de farcin. Mais qu'en 1830, envoyé dans le 2me régiment de chasseurs, ces deux affections s'étaient déclarées dans des proportions énormes. On faisait abattre les chevaux par douzaines; c'est surtout, me dit-il, en 1832, 33, 37, 38 et 39, que ces maladies sévirent avec le plus d'intensité.

On le voit, c'est juste à l'époque aussi où la diète prolongée dans les maladies, les saignées intempestives, les émollients, la doctrine, en un mot, si facile et si séduisante du savant professeur du Val-de-Grâce, étaient le plus en faveur chez nous. Et du reste, cela n'a rien qui doive surprendre quiconque comprend bien le rôle que joue le sang dans l'organisme.

Pour apprécier comme il convient l'énorme gravité des saignées intempestives (sur les chevaux de l'armée surtout), il faut se bien pénétrer que ces animaux ne reçoivent qu'une ration tout juste suffisante pour s'entretenir. Il faut se bien rappeler aussi que le sang est le produit de la digestion, qu'il est le principe stimulant et rénovateur de tous les tissus de l'économie, dont le mouvement de composition et de décomposition est continuel, incessant, et qu'il ne peut être soustrait de l'organisme sans y produire de notables dérangements, lorsque surtout on y ajoute encore, comme cela arrive trop souvent, un régime plus ou moins diététique, combiné avec l'usage de médicaments dont l'indication n'est pas toujours bien précisée.

Bien que ne voulant pas me livrer ici aux développements que comporterait cette question, je crois bon néanmoins de faire observer qu'en général les chevaux de l'armée n'étant point exposés, comme ceux des particuliers, à souffrir ni d'une extrême d'abondance, ni d'une extrême disette, se ressentent toute leur vie d'un mauvais traitement reçu à leur arrivée dans les corps. Et cela, je le répète, vu *l'exiguité* et *l'uniformité* de la ration qu'ils reçoivent.

Donc, connaissant aujourd'hui le mode de formation du sang, les difficultés d'élaboration de quelques-uns de ses principes reconstituants les plus indispensables à l'entretien de la vie; la somme approximative de nourriture qu'il faut pour former la quantité de sang, seulement ce qu'on enlève dans les saignées moyennes, on s'explique très bien le degré de gravité que doivent offrir les saignées intempestives.

Il serait bon peut-être qu'on fît connaître d'une manière plus positive encore, ce qu'il faut d'aliments (en avoine, maïs, foin, paille, etc.) pour produire une quantité donnée de sang, en tenant compte, bien entendu, des conditions d'âge, de sexe, de taille, etc. Un travail de ce genre, bien que difficile en raison de l'extrême mobilité des deux éléments de la question : *les aliments* et *l'utilisateur de ces mêmes aliments*, ne nous paraît pas impossible cependant avec nos moyens d'investigation. Il y a là, je suppose, un beau sujet d'étude pour les physiologistes expérimentateurs.

Déjà, dans le but de savoir aussi ce que produisent en

poids vif les différents aliments dont on se sert pour l'engraissement des bestiaux, de nombreux travaux ont été entrepris par nos plus habiles agronomes. Ces travaux pourraient être avantageusement consultés par les personnes qui se livreraient à cette étude.

Voilà, selon nous, exposées en quelques mots les principales causes prédisposantes de la morve et la part d'influence qu'il faut attribuer à chacune d'elles.

Mais il y en a un deuxième ordre de causes, les causes déterminantes productrices du virus farcino-morveux : ce sont les arrêts de transpiration, la répercussion des produits excrémentitiels, leur rentrée dans les secondes voies de l'économie d'où elles devraient au contraire être chassées.

A doses fractionnées d'abord, à doses infinitésimales, elles agissent comme prédisposants ; puis, à un moment donné, le virus morveux se développe, la cause spécifique existe.

Ce qui me fait penser ainsi, c'est qu'on ne rencontre principalement ces maladies que sur les chevaux exposés à ces causes, et précisément aux époques de l'année où les troubles fonctionnels de la peau et des muqueuses gastro-intestinales et pulmonaires sont les plus fréquentes : en hiver et au printemps.

Une preuve concluante, selon moi, c'est que ces maladies se développent surtout sur les animaux exposés aux surexcitations violentes et aux arrêts de transpiration brusques et souvent renouvelés, chez les chevaux de l'armée, par exemple, et sur ceux de certaines grandes administrations. Tandis que les chevaux des campagnes, soumis généralement à un travail lent et continu, mais sans à-coup, sans surexcitation des fonctions dépuratives, en sont rarement atteints, bien que souvent ils soient, je le répète, mal logés, mal nourris, énervés, et d'une extrème maigreur, au temps des semailles et en hiver notamment.

C'est ce qui explique pourquoi, jusqu'à un certain point, les bons chevaux, ceux qui ont le plus de tendance à se tracasser et sont le plus souvent exposés, par conséquent, à entrer facilement en sueur, en sont plus souvent atteints que les chevaux froids et d'allures lentes.

Ces arrêts de transpiration, quand ils sont forts, au contraire, font naître des maladies plus ou moins franches, à marche plus ou moins rapide, suivant la dose de l'élément morbide et suivant aussi la nature du principe réagissant, suivant enfin l'individualité.

Et ce qui a souvent induit en erreur, sur l'interprétation de cette cause, c'est qu'elle peut produire des maladies très diverses. Elle peut, selon la dose du principe morbide répercuté et l'état du sujet, produire des effets très différents : un léger trouble dans la santé, — qu'une abondante diurèse remet facilement, — une pleurite, une pneumonie, une entérite, la morve chronique et la morve aiguë même, etc.

On peut, je crois, comprendre la formation du virus farcino-morveux et sa propagation dans l'organisme, en se rappelant la circulation, la formation du sang et le rôle qu'il joue; mais il faut également bien connaître le degré d'importance des principaux émonctoirs de l'économie : la peau, les reins, les muqueuses gastro-intestinales et pulmonaires, etc... La peau doit être considérée comme le principal, puisqu'à elle seule *elle élimine les cinq huitièmes des produits excrémentitiels*. Etant bien pénétré de ces connaissances, il sera facile de comprendre comment les arrêts de transpiration produisent des effets si variés.

On explique très bien ainsi, d'après les lois les plus simples de la physiologie, la gravité de quelques états catarrheux particuliers (gourme mal jetée, bronchite, rhénite, catarrhe chronique des sinus, — ou l'épithéliôme des Italiens, etc.), — et comment il se fait qu'ils passent facilement de l'état catarrheux à l'état morveux.

On conçoit également bien, jusqu'à un certain point, *l'unité de nature de la maladie par l'unité de cause.* — Cependant, la dose du facteur et l'état particulier du réactif peuvent modifier profondément l'effet produit.....

On explique de même la théorie de certains auteurs pour le passage de l'état chronique à ce qu'ils appellent l'état aigu. Dans ce cas il y a, je crois, simplement formation de nouveaux abcès, ou de nouveaux tubercules, ou de nouveaux abcès sur la pituitaire. En un mot, ce sont les accidents récents de l'état chronique.

Pour Van Helmon, ce serait une nouvelle épine qui se planterait sur un des tissus de l'économie.....

Donc, les courants d'air et l'ingestion d'eau froide ou d'un barbottage souvent renouvelés, les animaux étant en sueur ou seulement en moiteur, et quand surtout leur santé est affaiblie, sont les causes déterminantes des lésions et du virus morveux, aussi bien sur les chevaux de l'armée que sur ceux des particuliers.

D'après nous, l'élément sueur, les produits excrémentitiels, serviraient donc surtout (l'économie y étant préparée) à la formation du contagium. Contagium qui est inséparable de son véhicule : le sang, les substances fibrino-albumineuses et musculaires, etc.

Mais le mal ne se développe point, je crois, par suite d'une certaine diathèse, d'une certaine prédisposition héréditaire qui ferait que l'économie contiendrait en germe le principe de l'élément virulent.

L'organisation spéciale du cheval et le genre de travaux auxquels il est soumis, sont les seules causes qui font que ces maladies se développent fréquemment chez lui (1).

Ainsi voilà, à notre sens, les animaux étant préparés, ayant une certaine aptitude naturelle ou acquise, une certaine prédominance des principes coagulables, avec dépression des forces, voilà les causes qui produisent le principe farcino-morveux ; la cause spécifique, par suite, si l'on veut, d'altérations moléculaires particulières ; altérations de l'ordre de celles que les chimistes appellent *catalytiques*, comme l'a fort bien dit, en quelques mots, un des plus savants micrographes de notre temps, M. Charles Robin.

---

(1) Et puisque nous en étions au contagium, il y a un instant, je crois devoir rappeler un côté de la question important à éclairer, au sujet de la contagion. Ce serait de savoir combien de temps le virus morveux peut rester à l'état latent sur les individus et dans les écuries qui les ont abrités. — Un appel aux praticiens sur ce point, nous paraît de la plus haute importance.

De tout ce qui précède on peut, je crois, conclure qu'en ayant recours à de bonnes méthodes de traitement et en évitant surtout les arrêts de transpiration, on n'aura dans l'armée et dans le civil, ni morve ni farcin, ou à peu près, si au préalable surtout on a su éviter les autres causes prédisposantes signalées par tous les auteurs.

9 782329 260419